Der Weg zum Glück oder zum besseren Leben

AF286545

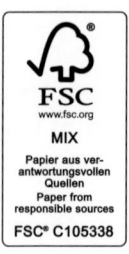

Herstellung und Verlag:

Books on Demand GmbH, Norderstedt

ISBN 9783842374843

Der Autor

Mein Name ist Jens und ich komme aus dem schönen Oberbayern.

Ich bin im Grunde ein ganz normaler Mann Ende 40. der seit Jahren an Depressionen, einer ausgeprägten Sozialphobie und einer Agoraphobie mit Panikstörung leidet.

Im Laufe der Jahre habe ich im Umgang mit meinen psychischen Problemen, vielen Klinikaufenthalte und Ambulanten Therapiestunden eine ganze Menge an Erfahrungen sammeln können, und möchte nun diese Erfahrungen mit Ihnen teilen, und Ihnen Mut machen für Ihren weiteren Lebensweg.

Jens Winnefeld

Der Weg zum Glück
oder
zum besseren Leben

Mein Leben mit Depressionen und Ängsten
Biografie eines Betroffenen für Betroffene

Viele Geschichten fangen mit dem Satz an "Es war einmal vor langer Zeit"... Meine Geschichte in diesem Buch könnte auch so beginnen, denn auch sie hat vor langer Zeit angefangen. Aber ich fange besser anders an, denn es ist ja kein Märchen worüber ich hier schreibe, sondern es ist meine ganz persönliche Geschichte im Umgang mit psychischen Problemen.

Aber wie fängt man nun am besten an, seine Geschichte zu schreiben? Im Laufe der Jahre habe ich durch meine Probleme viele Bücher auf dem Markt gefunden, die alle sehr gut waren, aber was mir dabei aufgefallen ist, war, dass diese ganzen Bücher fast alle nur von Ärzten, Therapeuten oder Psychologen geschrieben waren. Es soll jetzt nicht heißen, dass diese Bücher schlecht sind - ganz im Gegenteil - die meisten sind sehr gut und mit vielen guten Ratschlägen. Was mich aber immer ein bisschen gestört hat, war, dass es fast keine Bücher von Betroffenen selber gibt, die ihre Geschichte im Umgang mit ihren psychischen Problemen erzählten. Vielleicht liegt es auch daran, dass es nun mal auch sehr schwer ist, über seine eigenen Gefühle und Erlebnisse zu schreiben, und diese dann auch noch der Öffentlichkeit zu zeigen. Zugegeben, es gibt viele Internet Foren und Portale in denen man über seine Probleme mit Gleichgesinnten schreiben kann, aber dort bekommt man auch immer nur so ein paar Häppchen von der eigentlichen Thematik mit. Da ich selber immer auf der Suche nach einem Buch war, in welchem über das Leben eines Betroffenen geschrieben wird, ich aber nie das passende gefunden habe, hat mich dies inspiriert, meine eigene Geschichte zu schreiben. Es ist somit genau so ein Buch entstanden, welches ich immer gesucht habe. Eine Geschichte über die Erfahrungen, Gefühle und Gedanken eines Betroffenen im Umgang mit seinen psychischen Problemen.

Und dieser Betroffene bin ich.

Mein Name ist Jens.

Ich bin im Grunde ein ganz normaler Mann Ende 40. Ich leide seit Jahren an Depressionen, einer ausgeprägten Sozialphobie und einer Agoraphobie mit Panikstörung.

Im Laufe der Jahre habe ich im Umgang mit meinen psychischen Problemen eine ganze Menge an Erfahrungen sammeln können, und möchte nun diese Erfahrungen mit Ihnen teilen, und Ihnen Mut machen für Ihren weiteren Lebensweg.

Ich fange am besten damit an wie alles begann, oder besser, wie die Krankheit bei mir zum Ausbruch kam. Schon als Kind bzw. Jugendlicher war ich des Öfteren sehr schlecht gelaunt und hatte vor vielen Sachen Angst. Es gab Situationen, bei denen ich mich einfach unwohl gefühlt habe, aber damals noch nicht wusste, was eigentlich mit mir los war. Wie soll man als Kind oder als Jugendlicher auch begreifen was los ist, wenn man vor einer Situation in der Schule, beim Sport, oder irgendwo anders auf einmal Angst bekommt. Damals hieß es immer "hab dich nicht so, was ist denn schon dabei" oder "du musst einfach mehr lernen und dich anstrengen dann klappt es auch" oder "sei nicht so ein Spielverderber oder so eine Spaßbremse". Solche Aussagen kenne ich zu genüge aber wie gesagt - wie soll man als Kind begreifen, was mit einem vor sich geht...

Man selbst oder gar seine Eltern wären damals nie darauf gekommen, dass man eine beginnende psychische Erkrankung hat, und man vielleicht einmal zu einem Psychologen gehen sollte. Damals war es auch noch nicht so wie es heute ist im Umgang mit Psychologen und psychischen Krankheiten. Damals hatte diese ganze Thematik noch eine Außenseiterrolle, und man hörte, wenn überhaupt, nur Negatives im Zusammenhang mit Psychologen oder psychischen Krankheiten.

Aber jetzt wieder zu mir. Ich kann mich zwar nicht mehr an alles erinnern was früher gewesen ist, denn aus irgendwelchen Gründen sind viele Erinnerungen an meine Kindheit und frühen Jugend wie gelöscht, aber darauf komme ich etwas später zu sprechen. Jedoch gibt es auch Situationen, an die ich mich noch sehr genau erinnern kann. Wenn ich zum Beispiel in der Schule etwas vor der ganzen Klasse vortragen musste, so war das für mich immer eine absolute Katastrophe. Ich habe mir damals schon viele Sachen ausgedacht, um ja nicht in solche Situationen zu kommen. Ich hatte also damals schon ein typisches Vermeidungsverhalten aufgebaut. Ist es dann aber dennoch vorgekommen, dass sich eine solche Situation nicht vermeiden ließ, war es für mich immer sehr schlimm. Ich wurde rot, fing zu stottern an und habe dann meistens alles durcheinander gebracht vor lauter Aufregung. Egal was es damals war, sei es bei einem Referat vor der ganzen Klasse oder beim Vorrechnen an der Tafel. Ich war immer sehr aufgeregt - um nicht zu sagen panisch vor Angst.

Vielleicht waren es auch damals schon meine sozialen Ängste oder die Angst mich zu blamieren. Sie waren bestimmt nicht ganz so ausgeprägt wie sie es heute sind, aber der Beginn meiner jetzigen Probleme war damals schon vorhanden. Was ich heute auch noch weiß ist, dass es mir bei längeren Busfahrten regelmäßig schlecht geworden ist, und ich mich auch dann im Bus des Öfteren übergeben musste. Damals hat mir meine Mutter immer Reisetabletten gegen Übelkeit gegeben, aber sie wäre niemals auf die Idee gekommen, nach der Ursache meiner Übelkeit zu forschen. Vielleicht hatte ich ja auch damals schon Ängste, welche aber weder mir noch meiner Mutter bewusst waren.

Später als Jugendlicher war es des Öfteren auch so, dass ich mich bei jeder Party wie Sylvester, Fasching oder Geburtstagen immer in den Hintergrund gestellt habe und nur die anderen beobachtete, was sie alles machten und wie sie Spaß hatten. Ich selber habe mich immer im Hintergrund aufgehalten anstatt mich daran zu beteiligen. Ich habe mir in diesen Situationen immer etwas einfallen lassen, um ja nicht unter die ganzen anderen Gäste zu müssen. Ich habe auch da wieder fleißig an meinem Vermeidungsverhalten gearbeitet. Entweder habe ich mich um die Musik gekümmert, oder ich stand hinter der Bar und habe ausgeschenkt. Egal was ich machte, es waren immer Dinge, bei denen ich mich stets etwas Abseits von den anderen halten konnte. Es war mir damals schon irgendwie bewusst, dass ich mich anders verhalte als die anderen, aber ich wäre nie auf die Idee gekommen zu sagen, ich habe Angst oder sogar Panik.

So war es auch als ich älter wurde, endlich meinen Führerschein hatte und angefangen hatte in die Disco zu gehen. Meine sogenannten Freunde von damals haben immer gesagt ich sollte halt mal mitgehen, was ich dann auch gemacht habe. Es war schon eine schöne Zeit, die ich auf keinen Fall missen möchte, nur war da auch immer die Angst mit dabei. In der Disco habe ich immer meine „Maske" aufgezogen, und meistens nur so getan, als wäre ich super cool oder stark, um mich ja nicht so zu zeigen, wie ich mich wirklich gerade fühlte. Wenn man aber hinter diese Maske geschaut hätte, versteckte sich dort ein ganz anderer Mensch. Nämlich der Ängstliche und Eingeschüchterte. Ob ich damals schon meine Maske bewusst oder unbewusst aufgezogen habe, das weiß ich nicht so genau, aber ich weiß, dass ich es fast immer gemacht habe, damit ich immer vor den anderen gut dastand, und ja keine Schwächen oder gar Gefühle zeigte. Schon gar nicht meine Ängste.

Denn wie würde man denn dastehen, wenn man seine

Ängste zeigt?

Würden die anderen es verstehen, oder könnten sie einen so akzeptieren wie man ist?

Wie sollten es die anderen denn begreifen, wenn man es noch nicht einmal selber begreifen kann, was mit einem los ist?

Aus heutiger Sicht weiß ich ja was los war, aber damals als Kind oder Jugendlicher denkt man doch noch nicht über Ängste oder Depressionen nach. Man macht einfach das eine - und das andere eben nicht. Einmal fühlt man sich gut - und das andere mal eben nicht so gut. Was noch erschwerend dazu kommt, ist die Tatsache, dass ich ein Mensch bin, der immer mehr gegeben hat als zu nehmen. Ich war immer nett und hilfsbereit, was viele Menschen in meinem damaligen Leben ausgenutzt haben, und ich hatte es stets unbewusst zugelassen, anstatt auch mal etwas zu fordern.

Das fängt an bei meinen damaligen Freunden, meiner Familie und später bei meinen Kollegen in der Arbeit. Ich war immer zu gutmütig den anderen gegenüber, was ich heute für falsch empfinde, denn heute habe ich gelernt, auch mal Nein zu sagen, wenn ich etwas nicht möchte.

Damals kamen DIE ANDEREN immer zuerst, dann erst kam ich.

Hätte ich damals schon das Verständnis gehabt, welches ich heute habe, so wäre vielleicht alles ein bisschen anders gelaufen. Aber sei es wie es ist, ich kann an den Situationen von damals jetzt auch nichts mehr ändern.

Irgendwann war es auch so, dass bei meinen Freunden jeder eine Freundin hatte, und ich somit immer öfter alleine dagestanden bin. Denn ich hatte ja wegen meiner Schüchternheit keine. Ich weiß ja, da bin ich selber dran Schuld, aber ich habe mich auch nie so richtig getraut, ein Mädchen anzusprechen - geschweige denn mit einem Mädchen zu Flirten oder zu Tanzen, denn das konnte ich ja auch nicht. Vielleicht lag es daran, dass ich nur zu schüchtern war, oder aber es waren auch da schon meine Versagensängste. Ich weiß es nicht, ist ja auch egal. Dennoch hatte auch ich irgendwann eine Freundin. Von da ab hatte sich mein Leben ein bisschen geändert, denn jetzt konnte auch ich sagen, ich habe eine Freundin und habe auch mal Erfolg bei den Frauen.
Aber was Anfangs als Erfolg ausgesehen hatte, hatte sich auch bald wieder in Misserfolg gewandelt, und das aus einem ganz banalem Grund. Mein Verlangen in einer Partnerschaft war immer so, dass ich eigentlich immer nur an meine Freundinnen dachte, und mich selber somit aus den Augen verlor.
Ich wollte immer nur Zuneigung und Geborgenheit.
Dachte immer, wenn ich es meiner Freundin gebe, bekomme ich dieses auch zurück…
Was soll ich sagen, es war genau nicht so, wie ich damals dachte.

Ich war damals schon so harmoniebedürftig, dass ich jeglichen Ärger und Probleme verdrängt hatte, ohne jemals darüber zu reden.

Ich habe zwar im Laufe der Jahre mehrere Freundinnen gehabt, aber nie eine, die mich so geliebt hat, wie ich wirklich war. Wie hätten sie auch merken sollen wie ich wirklich bin, ich hatte ja immer meine Masken, um meine Ängste und Gefühle zu verstecken.

Noch viel schlimmer aber war, dass ich irgendwann angefangen habe, mehr Alkohol zu trinken, als eigentlich gut ist. Nur, um meine Ängste und Probleme zu betäuben.

Der Alkohol und meine Masken haben immer ganz gut funktioniert, aber welche Freundin macht so etwas auf Dauer mit? Und so haben alle Beziehungen nie sehr lange gehalten, bis ich meine damalige Frau kennen lernte. Es war am Anfang eine gute Beziehung - alles lief soweit gut. Meine Frau brachte in unsere Beziehung eine kleine Tochter mit, die ich gleich ins Herz geschlossen hatte, und ich hatte sie genauso lieb, als wäre sie meine eigene gewesen. Nach gar nicht so langer Zeit hatten wir uns entschlossen, zusammen zu ziehen, und waren von da an eine kleine nette Familie. Nach 2 Jahren hatten wir zu unserer Tochter auch noch einen Sohn bekommen, und beschlossen zu heiraten. Es war im Großen und Ganzen eine ganz normale Ehe mit vielen Hochs und Tiefs, so wie es halt nun mal in einer funktionierenden Ehe ist.

Wir hatten zwei gesunde Kinder, jeder eine anständige Arbeit und sind später zusammen in mein Elternhaus gezogen, hatten somit also fast ein ganzes Haus mit Garten.

Was will man denn noch mehr, wird bestimmt der eine oder andere jetzt fragen. Aber wie das Leben nun mal so ist, kommt „alles erstens anders und zweitens als man denkt"...

Mit den Jahren hatte sich bei uns der sogenannte Ehealltag eingeschlichen, und alles lief nur noch so neben her. Irgendwie drehte sich alles nur noch um Geld, Kinder, Arbeit und Haus. Im Laufe der Zeit hatten wir uns dadurch auseinander gelebt, bald hatten wir keine großen Gemeinsamkeiten mehr. Ich begriff zu spät, was überhaupt los war und, wie wir uns verändert hatten. Meine Stimmungen wurden durch den ganzen Stress immer schlechter und meine Ängste fingen wieder an mich zu ärgern. Unsere Meinungen was eine Familie so ausmacht sind auch sehr auseinander gegangen. Meine Frau meinte damals nur „das kann doch nicht alles gewesen sein im Leben". Sie hatte immer mehr das Bedürfnis, sich selbst zu verwirklichen, und wollte mehr für sich machen, und nicht immer nur für die Familie da sein.
Was soll ich sagen - sie ist dann immer öfter alleine weggegangen, und ich blieb Zuhause bei den Kindern.
Damals habe ich mir darüber keine so großen Gedanken gemacht. Ich dachte, diese Zeit geht auch wieder vorbei. Ich ließ also meine Frau machen, wozu sie Lust hat-

te, ohne vielleicht mal nachzufragen, was sie eigentlich vermisst in unserer Ehe und OHNE mit ihr darüber zu reden.

Ganz im Gegenteil, ich war zwar genervt, wenn sie immer öfter wegging, aber habe ich etwas dagegen gemacht? Nein habe ich nicht.

Denn ich hätte immer vor den Konsequenzen Angst gehabt, wenn ich sie darauf angesprochen hätte.

Ich wollte doch wieder nur - wie in meinen anderen Beziehungen auch - eine harmonische Partnerschaft ohne Stress und Ärger. Also hatte ich meinen Ärger immer schön brav runter geschluckt und nichts gesagt und der Teufelskreis aus Ängsten, Selbstvorwürfen und Schuldgefühlen hatte wieder begonnen.

Was ich also wieder gemacht habe, war mich selber zu quälen mit dem ganzen Ärger, anstatt vielleicht einmal mit meiner Frau über meine Probleme zu REDEN. Aber damals habe ich wie gesagt nicht gewusst, was mit mir los war, und wo meine eigentlichen Probleme lagen.

Heute weiß ich natürlich, was damals alles falsch gelaufen ist.

Man sollte immer in einer Partnerschaft offen und ehrlich sein, und so viel wie möglich zusammen reden - auch wenn es schwer fällt.

Denn nur, wenn man alles beredet und so rausfindet, was vielleicht dem Partner in der Beziehung fehlt, kann man auch etwas dagegen machen. Wenn man es aber so macht wie ich es machte, dann ist das überaus schlecht für eine Beziehung. So verging ein Tag nach dem anderen, und ich zog mich immer mehr in mein Schneckenhaus zurück. Irgendwie ging ich jedem Stress und Ärger aus dem Weg, anstatt mich dem allen zu stellen.

Wir sind wie gesagt mit der Zeit immer weniger zusammen weggegangen, und hatten auch sonst keine Gemeinsamkeiten mehr.

Jeder ist immer mehr seine eigenen Wege gegangen.

Ich hatte mich von allem und jedem immer mehr abgekapselt, und dann zum Schluss noch die reale Welt ganz verloren, weil ich Computer und Internet kennenlernte.

Das war der Anfang vom Ende, und ein fataler Fehler.

Ich verbrachte mehr Zeit mit dem Computer, als mich meinen Problemen zu stellen.

Im Internet fand ich ja sehr schnell viele Freunde, die ich im wahren Leben durch meine Ängste nicht mehr hatte.

Das schlimme bei der ganzen Sache ist, dass sie alle ja nicht real waren, und ich den Bezug zur Umwelt ganz verloren hatte. Ich kapselte mich immer mehr ab, und bin am Ende ganz alleine da gestanden.

Zu guter letzt kamen auch noch große Probleme in der Arbeit hinzu. Ich musste viel Mobbing ertragen, und konnte keinem mehr etwas Recht machen. Ich fing an, an allem, was ich machte, zu zweifeln. Ob alles auch so richtig ist, was ich mache.

Ich zweifelte somit an mir selber, und wertete mich dadurch immer mehr selbst ab.

Es kamen wieder die vielen Ängste und Probleme von früher bei mir hoch.

Das ging soweit, dass ich vor allem und jedem Angst in der Arbeit hatte, und deswegen auch meine Arbeit nicht mehr richtig machen konnte.

Ich war mehr damit beschäftigt, mich auf meine Ängste zu konzentrieren und ja alles richtig zu machen, anstatt mich auf die eigentliche Arbeit zu konzentrieren.

Alles nahm schließlich seinen Lauf. Ich wurde in meiner damaligen Position als Vorarbeiter gekündigt, und es wurde ein neuer Vorarbeiter an meiner Stelle eingestellt.

Ich hatte mich zwar dagegen gewehrt, soweit es mir möglich war, soweit ich mich überhaupt traute. Aber ich hatte letztendlich wie schon so oft klein beigegeben, denn es hieß damals immer "wenn Ihnen etwas nicht passt, dann können sie ja gehen". Dem neuen Vorarbeiter, der an meiner Stelle nun kam, konnte man nichts recht machen, er konnte und wusste immer alles besser. Ich konnte damit nicht umgehen, da ich auch nie richtig gelernt hatte, wie man mit Kritik oder so einem Menschen umgeht. Deshalb hatte ich wieder schön brav meinen ganzen Ärger in mich rein gefressen, so wie ich es halt als Kind gelernt hatte. Nur nicht auffallen und immer schön brav sein. Ich flüchtete mich immer mehr in die Einsamkeit und den Computer, um so meine Probleme zu verdrängen.

Dass ich zu diesem Zeitpunkt bereits durch die ganzen Umstände in einer schweren Depression steckte, wusste ich bis dahin noch nicht.

Oder ich wollte es mir nicht eingestehen.

Denn ich musste doch immer funktionieren und für alle und jeden da sein.

Ich fing an, meine Probleme mit Alkohol zu betäuben. Das ging eine Zeit lang ganz gut. Wenn man aber am anderen Tag aufwacht, sind die Probleme ja nicht wirklich weg, sondern noch mehr geworden, denn man hat mit der Zeit auch noch ein Problem mehr zu bearbeiten. Nämlich den Alkohol.

Hätte ich mir damals schon Hilfe gesucht, oder mehr mit meiner Frau gesprochen wäre es vielleicht nie soweit gekommen. Aber jetzt hilft mir die Einsicht auch nicht mehr, es ist nun mal so, und ich muss damit leben.

Als dann die Trennung von meiner Frau noch dazu kam, fiel ich in ein ganz tiefes Loch, aus dem ich nicht mehr heraus kam - oder aber vielleicht auch nicht wollte. Denn in Selbstmitleid zu zerfließen ist doch einfacher, als an seiner Situation etwas zu ändern.

Meine besten Freunde waren damals nur noch mein Computer und der Alkohol.

Ich vernachlässigte damals alles um mich herum. Mein Haus, meine Familie, meine Kinder und mich.

Ich fand einfach an nichts mehr wahre Freude. Ich war entweder immer nur müde und lustlos, oder gereizt und aggressiv.

Im Internet fing ich an, mit anderen Frauen zu chatten, nur um die Bestätigung zu bekommen, dass auch ich noch irgendwo gebraucht werde.

Vielleicht war es auch in meinem Unterbewusstsein so, dass ich den Frauen alles antun wollte, was in meiner Ehe falsch gelaufen war. Das ist natürlich totaler Quatsch, denn was können andere Frauen dafür, was ich alles falsch gemacht habe. Ich hatte im Laufe der Zeit auf diese Weise mehrere Freundinnen kennengelernt, und mich auch mit der einen oder anderen getroffen, nur um für den Augenblick ein gutes Gefühl zu bekommen.

Nach einer Weile lernte ich aber eine sehr nette Frau im Internet kennen, mit der alles anders war.

Wir trafen uns zwar auch jeden Tag in einem Chatraum und schrieben sehr viel, nur war alles bei dieser Frau ganz anders. Mit der Zeit lernten wir uns immer besser kennen, und irgendwann erzählte sie mir, dass sie an schweren Ängsten und Panikattacken litt. Da wir auch öfters über ein Cam zusammen geschrieben hatten, merkte sie schnell, dass mit mir irgendwas nicht stimmte. Ich lud sie zu mir ein, da öffnete sie mir die Augen, was überhaupt mit mir los war. Sie hatte ja schon durch ihre eigenen psychischen Probleme, und die dadurch verbundenen Klinikaufenthalte, gewisse Erfahrung über psychische Krankheiten. Wir redeten in dieser Zeit viel über ihre und jetzt auch meine Krankheit. Sie half mir in dieser Zeit sehr, und war fast immer für mich da, wenn auch nur im Internet. Es war eine schöne Zeit mit ihr, denn ich konnte ihr alles sagen, was mir auf dem Herzen lag. Das war etwas, was ich früher in meiner Kindheit, Jugend, oder später auch in meiner Ehe nie konnte. Ich fühlte mich bei ihr einfach nur verstanden, was ich bis dato in dieser Form nicht gekannt hatte: Dass mich jemand so nimmt, wie ich nun mal bin.

Aber auch trotz der vielen Gespräche mit ihr ging es bei mir immer weiter abwärts.

Ich konnte immer weniger arbeiten, war ständig krank, von den alltäglichen Dingen ganz zu schweigen.

Die Krankheit erlangte Oberhand von mir, ich war nur noch ein Schatten meiner selbst.

Ich ging so gut wie gar nicht mehr nach draußen, und konnte selbst die alltäglichen Dinge des Lebens nicht mehr bestreiten. Zum Einkaufen ging ich z.B. nur noch mit meinem Sohn, oder ließ mir von Bekannten etwas mitbringen. Damals lebte ich ja noch in meinem Haus, in dem meine Mutter im Erdgeschoß ihre Wohnung hatte.

Ich konnte sie immer mit einbeziehen, sei es bei den Einkäufen, oder bei sonstigen außerhäuslichen Tätigkeiten.

Es entstanden immer mehr verschiedene Vermeidungsmuster, um ja nicht vor die Tür und unter Leute zu müssen. Ich fühlte mich in meinem eigenem Körper gefangen und fand keinen Weg heraus. Ich wollte nur noch schlafen, und ich bekam Magen-Darm-Probleme und Kopfschmerzen. Meine damalige Internet Freundin riet mir, endlich mal zu einem Arzt zu gehen und mit diesem über meine Probleme zu reden. Als ich das dann tat, hieß es immer nur, es sei eine Magen-Darm-Verstimmung oder Kopfschmerzen wegen des Wetters, oder eben ich hätte zu viel Stress und sollte etwas kürzer treten.

Dass ich damals schon mitten in einer schweren Depression war, erkannte man noch nicht.
Bis zu dem Punkt, als es mir immer schlechter ging und ich auch des Öfteren an Suizid denken musste.

Nach langem hin und her hatte ich meine Angst überwunden, und ging zu einem Psychologen. Das war der eigentliche Beginn meines jetzigen Lebens und meiner Veränderung.

Nachdem ich nun beim Psychologen war, hieß es zuerst nur, es sei eine depressive Verstimmung wegen der Trennung, dem ganzen Stress in der Arbeit, den ganzen

Schulden, und dazu noch die Belastung mit der Erziehung der Kinder.

Ich bekam Antidepressiva, und sollte mehr an mir arbeiten.

Was ich am Anfang auch versuchte, bis der nächste Zusammenbruch kam und ich nun noch öfter an Suizid dachte.

Irgendwann konnte ich einfach nicht mehr und dachte ich mache Schluss - dann ist alles vorbei.

Aber ist es das dann auch wirklich?

Man könnte zwar sagen ja, aber was man mit so einem Schritt seinen Mitmenschen antut, überlegt man in so einem Zustand nicht.

Ich für mein Teil habe mich dagegen entschieden schon alleine wegen meinen Kindern. Ich fing an zu kämpfen. Ich versuchte, wieder an mich zu glauben, mich am Kopf zu packen, und aus dem ganzen Sumpf der Krankheit rauszuziehen. Ich sagte mir „so kann es nicht weiter gehen, du musst etwas machen"…

Es war sehr schwer, aber ich habe es gemacht, ich habe meinem Psychologen alle meine Gedanken erzählt.

Darauf hin meinte er nur: „So geht es mit Ihnen nicht weiter". Er überwies mich schließlich in eine Psychosomatische Klinik. Als mir dies so richtig bewusst wurde, dachte ich nur, auwei, jetzt kommst du in die Klapsmühle..! Ich hatte panische Angst davor, dahin zu gehen, denn es gibt ja so viele negative Gerüchte über diese Art von Kliniken...

Nach mehren Wochen des Wartens bekam ich endlich von dieser Klinik einen Aufnahmetermin zugesagt, und von da ab hatte ich nur noch mehr Angst dorthin zu fahren. Als der Tag der Aufnahme in die Klinik da war, nahm ich aber all meinen Mut zusammen und fuhr hin. Die ersten Tage waren sehr schwer für mich, da sich in der Zwischenzeit meine sozialen Ängste sehr ausgeprägt hatten. In den ersten Wochen ging alles nur sehr langsam voran und ich dachte mir, was soll ich hier, wenn nichts gemacht wird. Aber das war ein Irrtum von mir, denn es war von den Therapeuten durchaus beabsichtigt, in den ersten Wochen nicht viel zu machen, damit man erst einmal in Ruhe ankommen kann, und nicht gleich mit zu vielen Terminen überfordert ist.

Am Anfang bekam ich nur jeden Morgen Kreislauftraining, Wirbelsäulengymnastik und Ergometer-Training.

Nach circa 2 Wochen fingen die Therapiegespräche an, zuallererst wurde herausgefunden, wie man bei mir eine Therapie ansetzen konnte.

In der ganzen Zeit des Wartens hatte sich mein Zustand nochmals verschlechtert.

Ich redete mit keinem mehr so richtig, saß nur herum, oder war die ganze Zeit auf meinem Zimmer und schlief. Das schlimmste war allerdings, ich fing nach längerer Zeit ohne Alkohol wieder an zu trinken, nur damit ich schlafen konnte, und damit ich nicht so viel denken musste.

Im Laufe der Zeit lernte ich jedoch mehrere nette Leute kennen, und es bildete sich eine sehr schöne Gruppe, in der wir immer viel Spaß zusammen hatten. In dieser Gruppe fühlte ich mich geborgen und verlor etwas von meinen sozialen Ängsten. Es war ein schöner Zusammenhalt unter den Leuten, jeder nahm stets auf den Anderen Rücksicht, und wenn es einem einmal nicht so gut ging, war immer einer da, mit dem man sprechen konnte. Wir haben uns auch des Öfteren im Dorf bei einem Italiener getroffen und dort weitergefeiert, was auch immer sehr schön war. Dort konnte man Karaoke singen und jeder, der wollte, konnte mitmachen.

Was mir aber auffiel, war, dass ich immer mehr trank, und mich mehr mit den Problemen der anderen beschäftigte, als mit meinen eigenen.

Irgendwie wurde ich durch das ganze Feiern und Trinken von meinen eigentlichen Problemen – wegen denen ich in der Klinik war – abgelenkt, und ich konnte mich zum Schluss gar nicht mehr darauf konzentrieren.

Ich verfing mich immer mehr in dem Sumpf aus feiern, trinken und Spaß haben. Heute weiß ich, dass das auch nur eine Flucht vor meinen eigenen Problemen war.

Damals war mir nicht so bewusst, was los war und wie ich mich verhalten habe, aber heute weiß ich, dass es falsch war, sich so hängen zu lassen und sich durch die Probleme der anderen runter ziehen zu lassen.

Es ist ein großer Fehler wenn man versucht, seine Probleme nur mit Feiern und Alkohol oder sogar Drogen zu besiegen. Sie gehen ja deswegen nicht weg, sondern sind am nächsten Tag wieder da, und meistens auch noch viel größer.

Etwas Positives habe auch ich in all dem Durcheinander erfahren dürfen. Ich habe damals meine jetzige Freundin kennengelernt. Sie war immer für mich da und mit ihr war alles anders. Wir haben sehr oft lange Gespräche über ihre und meine Probleme geführt, was mir sehr gut tat. Ich glaube, wenn ich damals nicht das Glück gehabt hätte, diese tolle Frau kennen lernen zu dürfen, wäre ich jetzt nicht hier und würde dieses Buch schreiben. Sie hat mir in vielen Sachen die Augen geöffnet, und mir viel zu denken gegeben. Das hat mir sehr weiter geholfen, und tut es immer noch. Man soll es nicht für möglich halten, aber ich musste erst in die Klinik gehen, um so eine tolle Frau kennenzulernen.

Irgendwann, ich weiß gar nicht mehr wann, wachte ich auf, und ich dachte mir, das kann es doch nicht sein, da hätte ich ja gleich Zuhause bleiben können und an meinen Problemen zu Grunde gehen. Ab da wendete sich das Blatt für mich.

Ich begann, meine Therapiestunden wirklich ernst zu nehmen, und brachte mich in allem was ich machte voll ein, soweit es mir möglich war. Meine neue Einstellung war zwar sehr schwer für mich, da meine ganzen Ängste und auch die Depression wegen dem ganzen Mist, den ich gemacht hatte, wieder die Oberhand hatten, aber ich wurde von Tag zu Tag stärker, und ich fühlte mich auch von Tag zu Tag besser. Sicher gab es auch wieder den einen oder anderen Einbruch, aber dann baute mich mein Therapeut wieder super auf und half mir somit sehr.

Zwischendurch war es aber auch schon wieder soweit, dass ich öfters an Suizid dachte. Ich wollte da einfach nicht mehr, und hatte allen Mut und meine Kraft verloren. Wollte einfach nur alles beenden, damit ich den ganzen Mist hinter mir hatte. Aber wäre das ein Ausweg gewesen, oder hätte es etwas besser gemacht?
Nein, im Gegenteil, es wäre ja nur wieder eine Flucht vor meinen Problemen gewesen, und das wollte ich nicht mehr. Ich wollte nicht mehr vor allem und jedem Problem weglaufen, ich wollte stark werden und lernen, mich meinen Problemen zu stellen.

Ich nahm also all meine Kraft zusammen, beredete alles mit meinem Therapeuten und machte weiter.

Eines sollte man sich immer bewusst sein: Wenn man unter schweren Depressionen und Ängsten leidet, ist das eine sehr heimtückische Krankheit. Einmal geht es dir voll gut und am anderen Tag bricht wieder eine Welt für dich zusammen. Da genügt nur eine Kleinigkeit, die nicht in dein bisheriges Bild passt, welches du dir mit der Zeit zusammen gebaut hast, und schon gewinnt die Krankheit wieder die Oberhand von dir.

Ich habe die ganzen Wochen damals viel über mich gelernt. Wie ich so bin, wie ich mich gebe, und wovor ich Angst habe. Ich habe gelernt, dass ich vor vielen Sachen in meinem Leben davon gelaufen bin und mir für viele Sachen, die ich nicht mochte, irgendwelche Ausreden hatte einfallen lassen, um sie nur ja nicht machen zu müssen. Heute weiß ich, das war ja nur ein typisches Vermeidungsverhalten und hat meine Probleme im Laufe der Jahre nur verschlechtert.

Ich kann nur jedem raten, nicht dieselben Fehler zu machen, so wie ich sie gemacht habe, denn das verschlechtert nur die Probleme und sie werden dann so wie bei mir immer noch mehr.

Es ist besser, seinen Problemen ins Auge zu sehen, als vor ihnen davon zu laufen.

Das wäre dasselbe, als wollte man vor seinem eigenen Schatten davon laufen, und das geht ja auch nicht.

So wie unser Schatten zu uns gehört, so gehören auch unsere Ängste zu uns.

Wir können nur lernen miteinander zu leben, und nicht gegeneinander.

Wenn man immer nur versucht, vor seinen Problemen davon zu laufen, ist es so, als würde man immer nur gegen den Strom rudern. Man bleibt dann immer nur auf der Stelle stehen und kann nichts verändern. Aber genau in dem Wort VERÄNDERN liegt des Problems Lösung. Denn nur, wer den Mut hat sich zu verändern und die Kraft aufbringt zu neuen Ufern zu rudern, der wird im Leben auch vorwärts kommen. Ich will jetzt nicht unbedingt behaupten, dass es einfach ist sich zu verändern, ganz im Gegenteil, es kostet sehr viel Kraft, aber es lohnt sich immer.

Im Laufe der Zeit gab es auch bei mir die eine oder andere Veränderung, und ich muss sagen, ich habe sie alle geschafft, egal wie groß sie waren.

Ich habe gelernt, dass man sich lieber kleine Ziele stecken sollte als zu große.

Denn kleine Ziele sind schneller zu erreichen und man kann sich folglich auch früher darüber freuen, sie erreicht zu haben.

Wie ich Anfangs schon erwähnt habe, leide ich an einer Sozialphobie und einer Agoraphobie, und als Folge - oder besser als Begleiterscheinung von beiden - sind schwere Depressionen dazu gekommen, was für mich schon Probleme genug sind, welche mich jeden Tag auf eine neue Probe stellen. Ich habe aber meinen Ängsten den Kampf angesagt.

Früher habe ich also immer all die Situationen vermieden, die mir Angst machen könnten.

Heute weiß ich, dass dieses Verhalten falsch war, denn in der Klinik habe ich gelernt, auf solche Situationen zuzugehen, und mich meinen Ängsten zu stellen. Denn das ist der Schlüssel zum Erfolg.

Es gibt nur zwei Möglichkeiten: Entweder man stellt sich der Angst oder man verliert für immer. Und das wollte ich auf keinen Fall. Also stellte ich mich der Angst und begann zu kämpfen.

Während meines Klinikaufenthaltes kam ich also in eine Angstgruppe, in der nur Patienten waren, die auch so wie ich an verschiedenen Ängsten litten.
Die Behandlung meiner Ängste erfolgte in dieser Gruppe über die sogenannte Desensibilisierung. Was so viel bedeutet wie, so lange wie möglich der Angst machenden Situation ausgesetzt zu werden. Je öfter man sich somit seinen Ängsten stellt, und je länger man sie aushält, desto leichter wird es für einen werden.
Das soll jetzt nicht heißen, dass meine Ängste von heute

auf morgen nach ein paar Übungen weg waren. Nein, sie waren immer noch da, nur nicht mehr so stark, und ich konnte die verschiedensten Situationen, die mir Angst machten, mit der Zeit leichter aushalten.

Diese Übungen haben wir immer bei Außenterminen in der Stadt, oder aber auch in der Klinik selber gemacht, und es waren natürlich auch immer unsere Therapeuten mit dabei, damit man immer einen Ansprechpartner hatte.

Wir haben in dieser Angstgruppe auch viel über unsere Probleme geredet, und anhand unserer Erfahrungen Problemlösungen erarbeitet. Was wir auch öfters gemacht haben, waren Rollenspiele vor der Kamera über verschiedenste Situationen aus dem Alltag, die im Anschluss gemeinsam in der Gruppe analysiert wurden. Durch diese Rollenspiele konnten wir uns untereinander stärken für die späteren SST Übungen.

SST steht für Selbstsicherheitstraining und bedeutet, dass wir da auch immer mit der Gruppe in die Stadt gefahren sind und dort Übungen gemacht haben, die wir vorher besprochen hatten. In der Stadt musste ich dann die verschiedensten Sachen machen, die für viele so genannte normale Menschen selbstverständlich sind und ihnen nichts ausmachen. Einmal war ich in einem überfüllten Kaufhaus und sollte nach irgendeiner Sache fragen, oder ich sollte mich in einem vollen Café zu wildfremden Menschen an den Tisch setzen und ein Gespräch anfangen. Ich musste auch mit der überfüllten U-Bahn quer durch die Stadt fahren, ohne Stadtplan oder sonstiger Hilfe. Ein anderes mal musste ich vor einem Kaufhaus einen Aldi Prospekt vorlesen, oder auf einem Platz voller Menschen still stehen und mit dem Finger nach oben zeigen, ohne dass da etwas gewesen wäre.

Die ganzen Übungen, die ich im Laufe der Zeit machte, kann ich hier gar nicht alle aufzählen, aber sie waren immer sehr schwer für mich und des Öfteren ziemlich überzogen. Es waren viele Übungen dabei, die man im normalen Leben nicht machen würde. Wie die mit dem Finger, oder die mit dem Aldi Prospekt. Aber diese ganzen unnormalen Übungen waren von den Therapeuten so gewollt, denn wenn man solche überzogenen Sachen schafft, wird man stärker und selbstsicherer, und man schafft somit die alltäglichen Dinge des Lebens auch wieder leichter. Diese ganzen Übungen endeten auch nicht selten in einer Panikattacke bei mir, aus der ich nur schwer wieder heraus kam. Das gute war aber, dass meistens drei Therapeuten vor Ort waren, mit denen man nach den Übungen die einzelnen Situationen analysieren konnte, und die einem dann wieder aus der Panik heraus halfen.

Meine Übungen sind zwar nicht immer gelungen, aber das ist nicht so wichtig, denn nur der Wille zählt, und dass man an sich glaubt und immer weiter macht mit solchen Übungen. Es ist ein sehr schwerer, langer und vor allem steiniger Weg, den ich gegangen bin, und immer noch gehe. Aber man lernt so viel über sich, seine Gefühle und seinen Körper, wenn man sich nur traut, und es auch zulässt, und sich seiner Angst stellt, anstatt vor ihr davon zu laufen.

Mit der Zeit in der Klinik lernte ich auch, wie es zu all den Krankheiten und Problemen kommen kann, unter denen ich jetzt leide.

Ich hätte es früher auch nie für möglich gehalten, dass es so etwas gibt, aber ich wurde eines Besseren belehrt. Ich bin zwar kein Psychologe oder Therapeut, sondern nur ein Betroffener, der an psychischen Problemen leidet, aber aufgrund sehr vieler Therapiesitzungen, Büchern und den Klinikaufenthalten bin ich der Überzeugung, dass meine Probleme ihren Ursprung in der Kindheit und frühen Jugend haben.

Das soll jetzt aber auf gar keinen Fall heißen, dass meine Eltern etwas falsch gemacht haben in meiner Erziehung. Denn im Grunde haben mich meine Eltern nur so erzogen, wie sie selber erzogen wurden. Aber genau da liegt ja, meines Erachtens, der Haken. Man bekommt so viele verschiedene Verhaltensmuster anerzogen, oder aber lernt sie eigenständig, indem man als Kind einfach verschiedene Sachen von seinen Eltern abschaut, und sich diese dann verinnerlicht. Über die Jahre baut sich somit ein Automatismus auf, man reagiert dann nur noch so, wie man es einmal gelernt hat. Es ist ja bestimmt nicht schlecht, wenn man z. B. immer behütet aufwächst, und vor allen Problemen fern gehalten wird. Aber lernt man auf diese Weise, dass man später einmal seine Probleme selber lösen muss, und nicht immer einer da ist der einem hilft?

Oder ein anderes Beispiel: Was könnte aus einem Kind werden, wenn es so erzogen wird, dass es keine Gefühle zeigen darf, und immer lieb und nett sein muss, und immer für andere da sein soll? Meines Erachtens könnte ein solches Kind später einmal ziemliche Probleme bekommen im Umgang mit seinen Mitmenschen. Aber wie bereits erwähnt, ich bin kein Psychologe und kann deshalb nur Vermutungen äußern, und aus meinen Erfahrungen berichten.

Ich könnte jetzt noch sehr viel mehr Beispiele aufzählen, aber wer so wie ich an psychischen Problemen leidet, und mal selber in sich hineinschaut, der kommt vielleicht zurück zu seiner Kindheit und wird schnell merken, wie er erzogen wurde, und wird vielleicht dieses dann mit seinem jetzigen Leben verbinden können.

Ich für meinen Teil komme nicht mehr zu meiner Kindheit zurück. Es ist ein komisches Gefühl, wenn ich versuche zurück zu gehen, ist es so, als wäre meine Kindheit ausgelöscht worden. Ob das jetzt gut oder schlecht ist, das weiß ich auch nicht, aber eines weiß ich sicher, es muss ja einen Grund geben, weshalb ich nicht mehr zurück komme. Es können viele Gründe sein warum, aber ob ich diese Gründe finden will, das weiß ich nicht. Was mache ich denn, wenn dadurch etwas ans Tageslicht kommt, was mir nicht gefällt, und mir dadurch noch mehr Probleme bereitet?

Eigentlich sollte man ja im Hier und Jetzt leben, aber ein paar Gedanken an seine Kindheit können doch nicht schaden. Ich komme nur bis zu meiner frühen Jugend zurück. Ich denke mal, da war ich 16 Jahre oder so. Aber was war davor? Ich sehe mir ab und zu Bilder aus meiner Kindheit an, habe dabei aber keinen Bezug dazu. Es könnte auf den Bildern auch das Kind von nebenan sein, das berührt mich dann genau so wenig. Das gleiche ist, wenn man mir Geschichten von meiner Kindheit erzählt. Mein Bruder und meine Mutter haben einen Bezug dazu, aber ich nicht, und das finde ich schon etwas traurig. Habe ich denn überhaupt früher gelebt oder hat mein Leben erst mit 16 Jahren angefangen?

Einmal habe ich zusammen mit meiner damaligen Therapeutin versucht, in meine Kindheit zurück zu gehen, aber dieser Versuch ist ziemlich misslungen. Meine Therapeutin versuchte mich unter Hypnose in meine Kindheit zu bringen, worauf ich nur mit einer heftigen Panikattacke reagierte, und sie dann große Mühe hatte, mich wieder zurück zu holen. Seit diesem Versuch habe ich mich nie wieder mit meiner Kindheit befasst. Ich habe irgendwie Angst davor, was dabei heraus kommen könnte, wenn ich es versuche. Vielleicht versuche ich es aber irgendwann noch einmal.

Nun aber zurück zu den Verhaltensmustern, die ich etwas weiter oben beschrieben habe.
Ich habe aus den Erfahrungen mit meinen Problemen

gemerkt, dass es mit diesen erlernten Mustern sehr lange gut gehen kann, bis zu einem Punkt, an dem man eben diese erlernten Muster nicht mehr so ganz in das Erwachsenenleben mitnehmen kann. Normalerweise sollte es ja so sein, dass wir mit der Zeit uns immer neue Muster zulegen, und die erlernten von früher in Vergessenheit geraten. Aber deswegen sind sie noch lange nicht weg, wir haben sie nur in einer Schublade abgelegt - und haben diese Schublade vergessen. Das ging bei mir auch sehr lange gut, bis zu einem Punkt, an dem ich aus verschiedensten Gründen eben diese alte Schublade wieder gefunden hatte. Die Gründe dafür waren bei mir sehr viele auf einmal. Es waren bei mir unter anderem private, berufliche und finanzielle Gründe. Es wurde mir einfach im Laufe der Zeit alles zuviel.

Ich hatte mich immer zu sehr um die Belange der anderen gekümmert, hatte jahrelang zu viel gearbeitet, und bekam irgendwann große finanzielle Probleme. Auch in meiner damaligen Ehe ging es immer weiter bergab, bis hin zur Trennung von meiner Frau. Nicht jeder Grund als einzelnes war daran schuld, sondern die Anhäufung der Gründe und die Dauer der ganzen Belastung dadurch. Meine Probleme, an denen ich heute leide, sind aber nicht auf einmal da gewesen, sie haben sich mehr oder weniger in mein Leben eingeschlichen. Ich habe mich immer mehr an die alten Muster aus meiner vergessenen Schublade gehalten, bis diese ganz offen war, und ich nur noch nach diesen Mustern handelte und somit in eine schwere Depression rutschte, und meine Ängste noch viel größer wurden als sie bis dahin schon waren. Am Anfang habe ich diese gar nicht richtig wahrgenommen und lebte mit meinen Problemen einfach so weiter, habe mir immer mehr Strategien entwickelt um mit meinen Problemen besser klar zu kommen. Das war aber auch wieder ein Fehler, denn ich entwickelte so wieder neue Verhaltensmuster über die Jahre, die meine Probleme nur verstärkten.

Meiner Meinung nach gehören selbst erlernte, oder beigebrachte Verhaltensmuster, sehr stark mit psychischen Krankheiten zusammen. Es gibt noch viel mehr psychische Krankheiten, und die verschiedensten Verhaltensmuster, aber die kann ich hier nicht alle aufzählen, sonst würde meine Geschichte noch jahrelang dauern. Lieber möchte ich von meinem weiteren Weg erzählen.

Ich hab jetzt nun mal meine Probleme, sei es wie es ist, und ich muss nun versuchen, damit zu leben.
In der Klinik lernte ich sehr viel im Bezug auf Gefühle zeigen und zulassen, und wie man seinen Körper diesbezüglich besser kennenlernt. Wo überhaupt der eigene Standpunkt im Leben ist, und was man überhaupt selber will. Oder, wie seine Gefühle im Umgang mit anderen Menschen sind. Das war für mich eine sehr gute Therapie, denn da lernte ich, mich auch mal zu öffnen, und konnte somit besser an meinen Problemen arbeiten.

So verging ein Tag nach dem anderen, eine Woche nach der anderen.

Mit vielen Höhen und Tiefen.

Im Nachhinein kann ich sagen, dass die Einzelgespräche mit meinem Therapeuten mir am meisten brachten. Abgesehen natürlich von meiner Angst- und SST-Gruppe.

Hat man erst einmal das Vertrauen zu seinem Therapeuten aufgebaut, kann man sich alles von der Seele reden, und darauf basierend zusammen mit seinem Therapeuten an seinen Problemen arbeiten. Bei mir waren es gleich mehrere Probleme: Meine Depression, die Sozialphobie, meine Agoraphobie und die Panikstörung.

Wir fingen zuerst mit den Depressionen an, und stellten mein Leben ein bisschen auf den Kopf, was alles war und was alles ist. Es war ein schwerer Weg für mich, denn ich bin ein Mensch, der nie so richtig gelernt hat, über seine Gefühle zu sprechen, geschweige denn sie zu zeigen, wie z.B. durch Weinen wenn es einem nicht gut geht. Mit der Zeit und den ganzen Gesprächen konnte ich es aber, und ich fühlte mich dann immer besser wenn ich alles erzählt hatte.
Man sollte aber nie glauben, dass solche Therapiegespräche so ganz einfach sind. Diese Gespräche können auch ab und zu ganz schön unter die Haut gehen und einem sehr viel Kraft abverlangen. Insbesondere wenn der The-

rapeut bei einem den „wunden Punkt" wie man so schön sagt, findet, und genau dort mit den Gesprächen ansetzt und immer weiter darin rumbohrt, dann wird man auf die Zerreißprobe gestellt.

Im Großen und Ganzen waren aber die ganzen Gespräche mit meinem Therapeuten immer sehr positiv, auch wenn sie anstrengend waren.

Etwas sehr positives in der Klinik war auch immer der Zusammenhalt unter den Patienten selber. Es gab dort immer jemanden, mit dem man auch außerhalb der Therapie gute Gespräche führen konnte.

Aber auch sonst kommt der Spaß in so einer Klinik nicht zu kurz, was auch sehr wichtig für das Seelenwohl ist. In meiner Klinik gab es z.B. ein Hallenbad, eine Sporthalle, eine Sauna und vieles mehr. Es war eher wie ein Hotel mit Therapie-Angebot.

Nach den ganzen Therapiegesprächen und den vielen Wochen in der Klinik, kam es dann wie es kommen musste, der Entlassungstermin stand fest, und er rückte immer näher. Die letzte Woche vor diesem Termin war für mich nicht so schön. Ich kam da so oft wieder ins Grübeln und hatte Angst vor der Entlassung. Meine Gedanken kreisten immer darum, wie es wohl draußen wieder werden würde, ohne die Betreuung und der Pflege in der Klinik. Ich hatte einfach Angst wieder in das normale Leben zurückzukehren.

Aber ich wusste ja, dass ich mich nicht für mein restliches Leben in der Klinik verstecken kann. Denn es gibt ja auch noch ein Leben außerhalb der Klinik. Meine Gedanken kreisten immer darum, ob ich draußen auch alles schaffen würde, mit Arbeit und den alltäglichen Dingen des Lebens. Ich machte mich dabei selber verrückt, anstatt mir einfach zu sagen „das warte ich einfach ab was alles kommt und wie es so gehen wird…"

Man sollte sich nicht immer mit Dingen auseinandersetzen, die noch in ferner Zukunft liegen, denn wie alles kommen wird kann man ja nicht im Vorfeld sagen. Man sollte viel mehr versuchen, nur die Dinge zu bearbeiten, die man auch relativ zeitnah erledigen kann.

Sicher fühlt man sich auch wieder besser und stabiler, wenn man aus der Klinik entlassen wird. Aber ich rate jedem nur aus eigener Erfahrung, sich nicht gleich wieder unter Stress zu setzen und alles auf einmal erledigen zu wollen. Denn dann kann man sehr schnell wieder in alte Fahrwasser geraten.

Das ist einfacher gesagt als getan, ich weiß das, aber mit der Zeit lernt man im Hier und Jetzt zu leben und nur die wichtigen Dinge ein bisschen im Voraus zu planen.

Als dann der Tag der Entlassung da war, freute es mich aber sehr, dass ich doch so viele neue Freunde in der Klink gefunden hatte, die mir auf einer kleinen Abschiedsfeier nur das Beste wünschten.

Ehe ich mich versah war er da, der erste Tag wieder Zuhause. Der erste Tag wieder ohne die Betreuung in der Klinik war im Großen und Ganzen ganz gut, und die erste Woche auch.

Ich habe immer versucht, die vielen Sachen, die ich in der Klinik gelernt hatte, auch in meinem neuen Leben außerhalb der Klinik umzusetzen. Seien es die Dinge, die ich in der Angstgruppe gelernt hatte und beim SST, aber auch all die Dinge, die ich mit meinem Therapeuten besprochen hatte.
All diese Dinge halfen mir in der ersten Zeit sehr, in meinem neuen Leben wieder zurechtzukommen: Ich konnte wieder ohne Panik zu haben zum Einkaufen gehen, und konnte auch wieder ohne Panik mit dem Zug fahren, oder auch wieder unter Leute gehen. Die ganzen Dinge, die ich vor der Klinik ja nie mehr gemacht hatte. Das soll jetzt nicht heißen, dass meine Ängste ganz weg waren, aber ich lernte, mit ihnen zu leben und mit ihnen umzugehen, wenn sie wieder kamen. Ich traute mir Schritt für Schritt wieder immer mehr zu.

Nach etwa einer Woche wieder Daheim begann ich eine ambulante Therapie, in der ich die ganzen Dinge aus der Klinik festigen konnte. Im Nachhinein kann ich sagen, dass mir diese ambulante Therapie nach der Klinik auch sehr geholfen hat, und ich kann es nur jedem empfehlen, sich so schnell wie möglich einen Therapeuten zu suchen für die Behandlung nach einem Klinikaufenthalt.

Auch wenn man sich sehr stark fühlt nach der Klinik, kann dieses Gefühl auch schnell wieder verblassen und dann braucht man unbedingt jemanden, mit dem man reden kann und der einen wieder professionell aufbaut.

Bei mir verging so ein Tag nach dem anderen, und ich fühlte mich im Grunde wieder ganz gut. Das dachte ich zumindest. Im Laufe der Zeit hatte sich aber auch bei mir wieder der Alltag eingeschlichen, ich merkte nicht, dass ich wieder angefangen hatte, mir viel zu viel aufzulasten, anstatt kürzer zu treten, so wie ich es in der Klinik gelernt hatte.

Das Erlernen von Dingen in der Klinik ist ja ganz schön und gut, aber das schwierigste bei der ganzen Sache ist, die erlernten Dinge auch immer wieder im Alltag anzuwenden. Und das mit Konsequenz und Ausdauer. Ich bin irgendwann in die Falle getreten und habe eben diese Dinge aus der Klinik viel zu sehr schleifen lassen. Ich merkte daraufhin, wie es mir im Verlauf der Zeit wieder schlechter ging, und war wieder sehr schnell überfordert mit allem. Immer nur müde, hatte keine Lust mehr zu nichts. Mit der Zeit hatte auch ich wieder angefangen, viele Situationen zu meiden und hatte damit wieder meine Angst gefüttert... Ich verbrachte wieder immer mehr

Zeit mit meinem Computer, und nahm am Leben wieder viel zu wenig teil.

Meine wiederkehrenden Probleme konnte ich jedoch immer sehr gut in der ambulanten Therapie ansprechen, und mein Therapeut gab mir immer sehr viele Lösungsvorschläge, die ich natürlich auch stets umzusetzen versuchte.

Einmal ging es gut und ein anderes mal wieder nicht. So wie das Leben halt nun mal ist.

Einmal geht es rauf und einmal geht es runter. Ich bin immer drei Schritte vorwärts gegangen und meistens hat es mich wieder zwei Schritte zurück geworfen. Aber das war mir egal, ich habe lief immer weiter.

Denn wie sagt man so schön: "Nur der Weg ist das Ziel" und diesen Weg gehe ich, egal wie schwer er auch ist. Nur wer um sich kämpft ist stark und hat gewonnen. Wer das Kämpfen aufgibt, hat verloren.

Trotz all meiner Probleme, die ich mit mir herumtrage, bin ich immer noch sehr zuversichtlich, was meine Zukunft angeht. Es kann ja alles nur besser werden. Ich habe gelernt mit meiner Krankheit zu leben, sie zu akzeptieren, und mit ihr umzugehen. Denn sie ist ja ein Teil von mir. Nach der ganzen Zeit in der Klinik habe ich die Erfahrung gemacht, dass jeder Mensch so ist wie er nun mal ist, und man sollte ihn auch so akzeptieren wie er ist. Es ist jeder Mensch für sein Leben selber verantwortlich, denn man kann nicht die anderen ändern, man kann sich nur selber ändern und das ist ganz wichtig. Viele

Mensche sind unzufrieden mit ihrem Leben, sei es in der Arbeit oder in der Ehe oder sonst wo. Aber machen sie etwas dagegen? Nein, sie jammern nur und kommen doch nicht vorwärts. Es könnte aber so einfach sein, etwas zu ändern, wenn man nur will, und an sich glaubt. Die meisten Menschen, die ich in meinem Leben kennengelernt habe (außer die aus der Klinik), waren aber immer so, dass sie gar nichts ändern wollten, und lieber alles hingenommen haben, was sie im Grunde gar nicht wollten. Sie jammerten viel über dies und das - aber gemacht haben sie nichts. Es ist für diese Menschen vielleicht leichter, in Selbstmitleid zu baden, als etwas an ihrem Leben zu ändern. Vielleicht müssen diese Menschen auch erst ganz unten sein so wie ich es war, um zu begreifen, dass sie etwas ändern müssen. Es müsste eigentlich gar nicht soweit kommen, wenn man nur mal bisschen auf seinen Körper hört. Unser Körper sendet uns so viele Warnsignale, schon bevor wir nicht mehr können und zusammenbrechen. Aber auf diese Signale zu hören haben wir anscheinend in unserer Gesellschaft verlernt.

Wie soll man denn auch auf seinen Körper hören, wenn man immer nur funktionieren muss, und ständig unter Stress steht? Egal, ob in der Arbeit, im Privatleben, oder der Familie. Immer wird von uns verlangt, voll da zu sein und am besten 150% zu bringen. Man muss einfach funktionieren. Wo soll da dann noch Zeit bleiben, auf seinen Körper zu hören, oder sich auch mal eine Auszeit zu gönnen?

Gerade im Berufsleben hat es sich meiner Meinung nach sehr zum Negativen geändert. Aus meinem früheren Berufsleben weiß ich, dass da immer ein Zusammenhalt unter den Kollegen war, und jeder auf den anderen ein bisschen geschaut hat. Heute ist es leider so, dass jeder nur noch auf sich selber schaut, wie er am besten vor dem Chef da steht. Jeder ist nur noch auf sich selbst bedacht und arbeitet sich den Rücken krumm, um vielleicht einmal vom Chef ein Dankeschön zu bekommen, oder besser dazustehen als die anderen. Wenn der Chef schreit, dann springen sie gleich und lassen sich alles gefallen, schlucken alles, um nur nicht aus der Reihe zu tanzen. Das ist aus meiner Sicht aber ganz und gar nicht gut.

Wenn man immer nur seinen Frust herunterschluckt, und nicht auch einmal versucht nein zu sagen, wird der Punkt kommen, dass es nicht mehr weiter geht, und man aus heiterem Himmel zusammenbricht, und dann gar nicht weiß warum.

Ich war früher auch immer so ein Jasager, habe aber im Laufe der Zeit und mit Hilfe der ganzen Therapiestunden gelernt, dass es auch anders geht, wenn man nur will, und wenn man sich traut. Man muss lernen, loszulassen, und offen zu sein für neue Wege, sich den Veränderungen immer zu stellen, und seinen eigenen Standpunkt zu vertreten, egal was kommt, oder auf was für Reaktionen man stößt.

Man muss vor allem immer ehrlich zu sich selber sein.

Wenn jemand so viel mitgemacht hat, mit Kliniken und weiterführenden Therapien, dann weiß er wovon ich spreche.
Man muss sein Leben von Grund auf ändern, und in meinem Fall - von ganz vorne neu anfangen.

Das wichtigste aber ist, man muss lernen, an seinen Zielen festzuhalten, und diese nicht aus den Augen zu verlieren. Es wird und ist ein schwerer Weg, und man wird in seinem Umfeld immer wieder auf Unverständnis treffen. Aber das darf einen nicht aus der Bahn werfen, denn dadurch wird man nur stärker. Wichtig ist auch, mit seinen Veränderungen langsam anzufangen, und sich über kleine Erfolge zu freuen, und nicht auf den großen Umbruch zu warten. Ich sage nicht, dass es leicht ist sich zu verändern, denn die meisten Menschen um uns herum werden es nicht verstehen, oder gar akzeptieren was wir da machen, oder wie wir dann denken. Aus eigener Erfahrung weiß ich, der wichtigste Mensch den es gibt ist man selber.

Das soll nicht bedeuten, dass man zu einem absoluten Egoisten werden soll, aber eine Portion gesunder Egoismus erleichtert schon vieles.

Wenn man einmal gelernt hat, aus seinem Schnecken-haus heraus zu kommen, um somit seinen Standpunkt mit Ehrlichkeit und Stärke zu vertreten, dann wird man auch seine sogenannten Freunde erst richtig kennenlernen. Man kann dann die Spreu vom Weizen trennen, wie ich immer so schön sage. Denn nur gute Freunde halten bei so einer großen Veränderung zu einem. Das fängt ja schon in der Ehe oder Partnerschaft an. Welcher Partner macht schon eine so große Veränderung mit, außer er ist stark genug, um die ganzen Höhen und Tiefen mit zu machen, die auf einen zukommen. Es wird immer wieder sehr viele Rückschläge geben, aber man muss immer an sich glauben. Nur so kann es besser werden - was hat man denn zu verlieren?

Man sollte auch immer versuchen, aus allem Negativen auch was Positives zu ziehen, und viel viel reden... Sei es mit dem Partner, dem Therapeuten, oder sonst einer Person, die einen versteht.

Wichtig bei der ganzen Sache ist auch, dass man immer ehrlich zu sich selbst ist, insbesondere auch zu seinem Gesprächspartner. Denn was hilft es, wenn man etwas verschweigt, damit schadet man sich nur selber. Also nie falsche Scham haben, einfach sagen was einen bedrückt, dann geht es auch aufwärts. Man sollte auch nie an sich selber zweifeln und sagen, das kann ich nicht oder das schaffe ich nicht. Man wird erstaunt sein was man alles schafft, wenn man nur will und um sich kämpft.

Ich hätte auch schon so oft aufgeben können, und einfach sagen „das bringt doch nichts".

Wenn ich an die ganzen Gespräche in der Therapie oder beim Psychiater denke, die ich hinter mir habe… Oder die ganzen Fragebögen, und Tests, die ich im Laufe der Zeit gemacht habe…

Aber ich habe den Mut nicht aufgegeben und kämpfe weiter, egal wie es ausgeht. Was habe ich zu verlieren, es kann doch nur besser werden!

Wenn ich daran denke, was mir noch alles bevorsteht mit meinen Veränderungen, bekomme ich schon auch Angst, aber ich habe begriffen, dass es nur so funktionieren kann.

Ich verkaufte nun mein Haus, zog in eine andere Stadt, suchte mir eine andere Arbeit und ein ganz neues Umfeld.

Ich fing also wieder bei Null an.

Das soll nicht bedeuten, dass jeder, der unter psychischen Problemen leidet, dasselbe machen soll wie ich, denn jeder muss für sich selber entscheiden, welcher Weg für ihn der richtige ist. Denn nur der Weg ist das Ziel.

Etwas sehr positives habe auch ich nun erfahren dürfen, worauf ich sehr stolz bin: Ich habe meinen Umzug geschafft, das Haus ist so gut wie verkauft, und ich habe mich in meinem neuen Zuhause schon richtig eingelebt. Ich kann mich also jetzt vollständig auf meine Therapie konzentrieren und mein Leben neu beginnen. Also man sieht, es gibt auch bei mir ein etwas Positives in mitten der ganzen Krankheit, und so wie es bei mir ist, so ist es bestimmt bei vielen anderen Menschen auch. Man muss nur richtig in sich hineinfühlen, denn, wie schon gesagt, es gibt auch in all dem hin und her mit der Krankheit sehr viel Positives. Man muss nur bei sich selber suchen, und nicht immer nur alles Schwarz oder Weiß sehen. Es steckt in jedem von uns eine Seite, die auch die positiven Dinge des Lebens erkennt. Man hat nur verlernt, diese Seite zuzulassen. Wenn man aber wieder in der Lage ist, diese Seite in sich selber zu betrachten, wird man merken, dass es auch schöne und positive Dinge im Leben gibt. Wichtig bleibt nur, immer schön langsam mit den Veränderungen, immer eines nach dem anderen. Nicht die Ziele zu hoch stecken oder nur noch in die Zukunft blicken, denn so verliert man das Hier und Jetzt aus den Augen. Der Weg, den ich gewählt habe, war nicht immer leicht, es gab viele Höhen und Tiefen, aber ich habe immer an mir gearbeitet, und mache es auch heute noch.

Der Klinikaufenthalt hatte mir sehr viel Kraft gegeben, und ich hatte viel über mich und meine Krankheit gelernt. Um meine Ängste noch besser in den Griff zu bekommen, hatte ich mich daher auch entschlossen, ein zweites Mal in diese Klinik zu gehen. Um an ihnen noch intensiver zu arbeiten. Dieser Termin war bereits vor meiner damaligen Entlassung festgelegt, somit hatte ich genügend Zeit, mich seelisch und körperlich zu erholen und wieder ins wahre Leben zurückzufinden. So ein Klinikaufenthalt ist ja jetzt nicht ganz das wahre Leben, es ist eher so, als lebe man unter einer Käseglocke, wo man immer schön behütet ist, und von den vielen potentiellen negativen Eindrücken abgeschirmt wird.

Vor dem jetzt zweiten Aufenthalt in der Klinik ging es mir etwas besser, ich wusste was auf mich zukommen würde, was aber nicht bedeuten soll, dass ich weniger Angst hatte, wieder dort hinzugehen. Die ersten Tage meines zweiten Klinikaufenthaltes waren wieder ziemlich hart, aber ich lebte mich schnell ein und es ging auch bald mit der Therapie los. Zu meinem großen Glück wurde ich von demselben Therapeuten betreut, den ich bereits von meinem ersten Aufenthalt kannte. Er kannte bereits meine Geschichte und ich musste diese nicht mehr neu erzählen.

Zweck meines zweiten Klinikaufenthaltes war die gezielte, intensive Aufarbeitung meiner Ängste. Wie bereits erwähnt, leide ich schon seit Jahren an einer Sozialphobie und einer Agoraphobie mit Panikstörung, welche mein Leben im Laufe der Jahre sehr eingeschränkt haben.

Die ersten zwei Wochen in der Klinik verliefen ganz ruhig, ich bekam nur Sporttherapie verordnet, um auf die bevorstehende Angsttherapie körperlich gut vorbereitet zu sein. Man sollte seine Ängste nie unterschätzen, sie können einem sehr viel Kraft kosten. Nach diesen zwei Wochen der Vorbereitung kam ich wieder in die Angstgruppe, in der wieder durch gezielte Therapie eine Desensibilisierung der Ängste erfolgte. Anfangs wurde in der Gruppe, wie ich bereits kannte, viel über die Entstehung der Ängste und deren Folgen geredet. Unserer Gruppe wurde wieder sehr ausführlich erklärt, was wir gegen die Ängste machen werden. Thematik war also die Desensibilisierung der Angst machenden Situationen, und wie man in den verschiedensten Situationen denken und sich verhalten sollte. Es wurden wieder Rollenspiele vor der Kamera gemacht, in denen wir verschiedene Situationen nachgestellt haben, und diese haben wir im Abschluss gemeinsam analysiert. Man sollte aber auch solche Rollenspiele nicht unterschätzen, oder gar denken, sie würden Spaß machen, denn es wäre doch alles nur ein Spiel... Ganz im Gegenteil, solche Rollenspiele können einen ganz schön stressen, denn es sind ja immer Situationen, vor denen jeder Einzelne in der Gruppe Probleme hat. Obwohl die Rollenspiele immer sehr anstrengend für mich waren, haben sie mir rückblickend sehr geholfen. Durch diese Rollenspiele konnte ich mich wieder gut auf die nächste Steigerung der Therapie vorbereiten.

Als nächstes standen wieder die Außentermine in der Stadt an. Diese kannte ich ja auch schon aus meinem ersten Klinikaufenthalt, und wusste deswegen schon, was wieder auf mich zukommen würde.
Wir fuhren also wieder zweimal in der Woche zusammen mit unseren Therapeuten in die Stadt, und mussten dort die verschiedensten Aufgaben machen. Nur dieses Mal war es viel härter für mich, denn wie bereits erwähnt, wurden bei meinem zweiten Aufenthalt in der Klinik meine Ängste gezielter und intensiver behandelt. Am

Anfang war wieder immer ein Therapeut in der Nähe, für den Fall dass es nicht so geht, wie man es sich vorgestellt hat, und man Panik bekommt. Mit der Zeit musste man aber wiederholt immer mehrere und längere Situationen aushalten, und ich muss sagen, es fällt einem tatsächlich leichter, wenn man seinen Ängsten immer öfter die Stirn bietet und sie aushält. Je länger man es schafft, in einer Angst machenden Situation zu bleiben, desto leichter wird es mit der Zeit. So etwas geht aber nicht von heute auf morgen. Es benötigt viel Zeit, viele Übungen, und vor allem viel Kraft. Es lohnt sich aber immer, und es wird besser mit der Zeit.

Ich für meinen Teil habe bei diesen Außenterminen zuerst meine Sozialphobie bearbeitet, indem ich viele Situationen mit Bezug auf andere Menschen gemacht habe. Einmal einen Kaffee trinken gehen in der Stadt, und an einem Tisch fragen ob ich mich dazu setzen dürfte, obwohl auch noch andere Tische frei waren. Ein anderes Mal in einem Kaufhaus eine Verkäuferin ausgiebig nach vielen Sachen fragen, obwohl ich ja nichts kaufen wollte. Oder aber einfach mal jemanden mitten in der Stadt nach dem Weg fragen, in dem Wissen, direkt davor zu stehen. Es waren im Laufe der Zeit viele solcher oder ähnlicher Übungen, die stets in Bezug auf ein Miteinander mit anderen Menschen waren.
Da meine Ängste jetzt gezielter und intensiver angegangen wurden, waren diese Übungen meistens ziemlich überzogen, solche Dinge würde ich im Alltag niemals

machen. Aber genau das sollten sie ja auch sein, denn, wer extreme Dinge schafft, der schafft auch die ganzen Dinge in seinem normalen Leben wieder leichter.

Nach vielen extremen Übungen bezüglich meiner Sozialphobie nahm ich meine Agoraphobie in Angriff, und auch da unternahm ich wieder viele Außentermine in der Stadt.
Bei diesen Exkursionen ging es darum, meine Ängste vor großen Menschenansammlungen zu überwinden.

Ich suchte mir bei diesen Übungen immer für mich extreme Situationen aus. Situationen, in denen mir bewusst war, dass sich dort immer viele Menschen befanden. Einmal fuhr ich zur Rushhour mit der U-Bahn. Ein anderes Mal bin ich immer nur eine bestimmte Rolltreppe rauf und runter gefahren, die sehr lang und steil war, und auch dort befanden sich sehr viele Menschen. Ich bin auch öfters nur so durch den Bahnhof oder die Fußgängerzone gegangen, weil dort ja auch immer sehr viele Menschen sind, und auch dort immer sehr viel Hektik für meine Begriffe herrscht. Aber auch die Zugfahrt in die Stadt selber war immer sehr schwer für mich, da wir immer zu einer Zeit fuhren, in der von Haus aus viele Menschen fahren. Ich könnte noch viele weitere Situationen aufzählen, die ich während meines zweiten Klinikaufenthaltes bei den ganzen Außenterminen gemacht habe, aber ich denke, man kann bereits anhand der Beispiele meiner Übungen nachvollziehen, um was es bei den einzelnen Außenterminen ging. Diese Außentermine in der Stadt waren wesentlich schwerer und anstrengender als bei meinem ersten Klinikaufenthalt, aber ich habe fast alle durchgeführt, und mit der Zeit fühlte ich mich immer stärker, und somit sind mir die Übungen dann auch leichter gefallen.

Sicher gab es auch bei mir die eine oder andere Situation, der ich mich nicht gestellt habe, in der ich wieder alten Vermeidungsmustern verfallen bin. Aber im Großen und Ganzen war ich immer zufrieden mit dem was ich gemacht und auch geschafft habe.

Ich habe nie aufgegeben, und habe immer an mich geglaubt. Denn wer aufgibt an sich zu glauben, hat verloren, und die Ängste behalten die Oberhand von einem.
Ich rate daher jedem der auch an Ängsten leidet, meidet nicht die Angst machenden Situationen, geht bewusst in diese Situationen und beobachtet immer genau eure Gedanken.

Ich für meinen Teil habe durch diese Übungen gelernt. Wenn man immer auf seine Gedanken achtet und bemerkt, was die Angst machenden Gedanken sind, kann man auch besser dagegen arbeiten. Das soll nicht bedeuten, dass man gegen seine Angst arbeiten soll, es soll heißen, man sollte mit seiner Angst arbeiten und die Gedanken genau analysieren, und sehen, WAS die Angst machenden Gedanken überhaupt sind.

Wenn man diese Gedanken einmal bewusst wahrgenommen hat, kann man anfangen, mit ihnen zu arbeiten und dagegen zu steuern, indem man die Angst machenden Situationen genau betrachtet. Mit der Zeit realisiert man, dass nie das alles eintrifft, was uns unsere Gedanken einreden wollen. Wer seine Gedanken und Gefühle in den verschiedenen Situationen kennt, der kann auch dagegen steuern, und mit der Zeit die Angst machenden Situationen besser aushalten. Mit der Zeit werden diese Angst machenden Situationen immer leichter zu bewältigen sein.

Egal wie schwer auch immer diese Situationen sind, es lohnt sich auf jeden Fall, um sich zu kämpfen.

Was auch ganz wichtig ist: Ich würde jedem, der an Ängsten leidet und diese bekämpfen will, raten, dass er sich für den Anfang jemanden sucht, der einen versteht, und der einem für die erste Zeit begleitet. Das kann ein guter Freund sein, oder sein Partner, aber vielleicht auch sogar sein Therapeut, sofern man schon einen hat. Sobald man sich dann ein bisschen sicherer fühlt, sollte man jedoch versuchen, seine Ängste selber zu besiegen. Aber, wie ich schon des Öfteren erwähnt habe, immer schön langsam und nichts überstürzen, oder gar erzwingen.

Wenn man kontinuierlich seine Ziele verfolgt und immer an sich arbeitet, wird sich mit Sicherheit der ersehnte Erfolg einstellen.

Nach allem was ich gelernt habe, soll es jetzt aber nicht heißen, dass meine Ängste ganz verschwunden sind. Ich habe aber mit der Zeit gelernt, mit meinen Ängsten zu leben, und sie zu akzeptieren. Sie sind ein Teil von mir und ich kann sie ja nicht so einfach ausschalten. Ängste gehören nun mal auch zum Leben dazu.

Zurück zur Klinik.

Nach ca. 6 Wochen war es aber auch wieder an der Zeit, Abschied zu nehmen von der Klinik und wieder ins wahre Leben zurückzukehren, also unter dem Schutzschild der Klinik hervorzukommen. Der neue Weg wieder in die sogenannte normale Welt war genauso schwer wie beim ersten mal, denn man lernt ja in der ganzen Zeit in so einer Klinik viele neue - und vor allem viele verständnisvolle - Leute kennen, die man außerhalb der Klinik nie hatte.

Die ersten Tage wieder außerhalb der Klinik waren ganz in Ordnung, denn ich hatte ja das alles schon einmal durchgemacht. Ich konnte mich auf vergangenes entsinnen, das hat mir sehr geholfen. Es begann also wieder der harte Weg in der Welt außerhalb der Klinik, mit allen Höhen und Tiefen.

Es verging ein Tag nach dem anderen, und ich orientierte mich beruflich neu. Ich entschloss mich, mein Hobby zum Beruf zu machen. Da ich mich seit Jahren mit dem Computer und dem Thema Internet befasste, beschloss ich, eine Umschulung zum Mediengestalter zu machen.

Dass dieser Gedanke aber nicht so einfach in die Tat umzusetzen war, wurde mir sehr schnell bewusst.

Ich musste erneut zu den verschiedensten Ärzten gehen und allen meine Krankheitsgeschichte erzählen. Das war nicht gerade leicht für mich, denn ich bin auch ein Mensch, der nicht gerne über seine Probleme redet. Von den Ärzten bekam ich aber bald grünes Licht für die Umschulung, und es konnte losgehen.

Jetzt stand mir nur noch an der Schule, die ich mir ausgesucht hatte, der Aufnahmetest bevor. Diesen Test bestand ich leider nicht so gut, worauf ich bei einem persönlichen Gespräch mit dem Chef der Schule Gelegenheit hatte, meine Situation darzulegen. Nach einiger Zeit des Wartens bekam ich dann die ersehnte Zusage für die Umschulung. Ich war daraufhin auf der einen Seite erleichtert, dass es endlich losgehen kann, aber auf der anderen Seite hatte ich auch Angst davor, denn ich musste da ja jeden Tag mit dem Zug in die Stadt fahren und mich folglich jeden Tag erneut meinen Ängsten stellen. Diese Umschulung war für mich auch in anderer Hinsicht nicht gerade leicht, denn wenn man so wie ich etwas älter ist, dann fällt einem das Lernen natürlich nicht gerade leicht, schon gar nicht, wenn dann noch meine psychischen Probleme dazu kommen. Aber wie schon einmal erwähnt, muss man immer an sich glauben und nicht aufgeben, und immer kämpfen. Das habe ich auch gemacht. Ich kämpfte mich durch alles, was auf mich zu kam. Dass es nicht immer leicht ist, so hart zu sich selber zu sein und immer nur zu kämpfen, wusste ich ja aus vergangenen Tagen, aber nur so geht es immer weiter. Und wer sagt schon, dass das Leben einfach ist?

Während der ganzen Umschulung führte ich natürlich meine ambulante Therapie fort, was jetzt, so im Nachhinein betrachtet, sehr gut war, denn dort konnte ich immer über meine Probleme reden, und ich wurde immer verstanden. Ohne diese ambulante Therapie hätte ich die Umschulung wahrscheinlich gar nicht geschafft.

Was auch sehr positiv war in dieser Zeit, ist die Tatsache, dass meine Freundin, die ich bei meinem ersten Klinikaufenthalt kennengelernt hatte, immer zu mir gestanden hat, und sie mir auch immer wieder Kraft gegeben hat wenn ich nicht mehr konnte oder wollte.

Die Umschulung habe ich zwar nicht mit Supernoten bestanden, aber was wirklich zählt ist doch, dass ich sie überhaupt bestanden habe. Ich bin sehr stolz auf mich, dass ich diese Umschulung durchgestanden und auch bestanden habe. Das hat mir gezeigt, wenn man etwas ganz stark will und sein Ziel nicht aus den Augen lässt, dann kann man alles schaffen was man will.

Nach der Umschulung stand jetzt wieder eine Veränderung für mich an. Es stellte sich mir nun die Frage der Entscheidung zwischen einer Festanstellung oder der Selbstständigkeit mit einer Werbeagentur. Ich wählte den schweren Weg in die Selbständigkeit und meldete ein Gewerbe an.

Über die LVA bekam ich nach langem hin und her auch einen Gründungszuschuss, was die Sache aus finanzieller Hinsicht etwas vereinfachte. Ich wagte somit den Schritt in die Selbständigkeit, und eröffnete meine eigene kleine Medienagentur. Durch die Unterstützung der LVA hatte ich ein kleines bisschen Rückhalt und ich konnte mich voll auf die Kundenakquise konzentrieren. Mit der Zeit bekam ich auch den ein oder anderen Auftrag, und führte diesen nach voller Zufriedenheit der Kunden aus. Ich arbeitete sehr viel, um an neue Aufträge zu kommen, damit es mit meiner Agentur aufwärts ginge. Ich saß stundenlang an meinem Computer, und arbeitete manchmal auch die Nacht durch, um ja die Kunden zufrieden zu stellen. Die Arbeit machte mir auch sehr viel Spaß, und ich fühlte mich gut.

Durch das viele Arbeiten und den damit verbundenen Rückzug in mein Büro schlichen sich aber wieder einmal still und leise meine Probleme ein, und ich merkte es wieder einmal viel zu spät.

Durch die Arbeit hatte ich die ganzen Dinge, die ich in den Klinikaufenthalten gelernt hatte, nicht mehr so oft umgesetzt wie ich eigentlich wollte, denn ich fühlte mich ja wieder gut und stark.

Ich habe hier zwar schon wiederholt geschrieben, dass man auf seinen Körper hören sollte, sich nicht zuviel zumuten sollte, und somit alles immer schön langsam angehen sollte. Dieser Rat ist natürlich völlig richtig, nur ist es mir so gegangen wie vielen anderen auch. Man fühlt sich mit der Zeit nach der Klinik immer besser und die Probleme scheinen vorbei zu sein. Aber das mit dem langsam machen ist halt immer so eine Sache für sich, wenn man sich wieder gut fühlt.

Also arbeitete ich viel zu viel und verbrachte wieder zu viel Zeit im Büro, so dass ich mich nicht mehr um alltägliche Dinge kümmern konnte. Es ist ja auch immer so eine Sache mit den ganzen Dingen die ich mal in der Klinik gelernt habe. Wie bringt man das alles im normalen Leben unter? In der Klinik ist das ja kein so großes Problem, denn da ist man ja immer behütet und man wird aufgefangen wenn etwas ist. Aber im sogenannten normalen Leben ist das nicht so einfach. Sicher kann man sagen, man macht jetzt wegen seiner psychischen Probleme etwas langsamer, denn man ist nicht mehr so belastbar. Aber dieses mit seiner Arbeit zu verbinden ist immer so eine Gradwanderung, die auch schiefgehen kann, und man dann wieder sehr schnell abstürzen kann. So war es jetzt auch bei mir.

Obwohl ich sehr viel gearbeitet hatte, wurden die Aufträge immer weniger, die Förderung der LVA lief aus, und dann gab es auch noch den ein oder anderen unzufriedenen Kunden. Das war also die Geschichte mit der Gradwanderung: Ich steckte meine ganze Energie nur noch in mein Geschäft, dass es wieder aufwärts ginge, und merkte zu spät, dass ich mich dadurch körperlich, so wie auch psychisch wieder ins Abseits manövrierte. Meine Ängste begannen wieder, mich zu quälen. Von den Selbstzweifeln ganz zu schweigen, ob ich alles richtig gemacht habe. Was ich an diesem Punkt noch nicht richtig wahrgenommen hatte, war, dass ich starke Existenzsängste entwickelt hatte, und diese zusammen mit meinen anderen Ängsten mich mit der Zeit wieder in eine starke Depression führten. Diese Ängste wurden im Laufe der Zeit immer mehr, und ich befand mich auf einmal wieder in der Situation, dass ich mich entscheiden musste, wie mein Leben weiter gehen sollte. Ich befand mich wieder einmal an einem Punkt, an dem sich mein Leben ändern sollte.

Ich war mir aber dessen bewusst, dass ich eine Kämpfernatur bin, und ich hatte es in den Kliniken gelernt, immer wieder aufzustehen. Es gibt wohl nichts Schlimmeres als nicht zu kämpfen, wenn man es doch könnte. Und ich konnte und wollte es auch.

In dieser Zeit habe ich viel mit meiner Freundin darüber geredet wie es weiter gehen sollte. Wir sind zu dem Entschluss gekommen, dass ich wieder etwas kürzer treten, und mich wieder in einer Firma oder Agentur anstellen lassen sollte.

Gesagt, getan. Ein paar Wochen und etliche Bewerbungen später, hatte ich schließlich eine Stelle als Maschinenführer bei einer Firma in unserem Dorf gefunden. Das machte mich wieder sehr zuversichtlich in Bezug auf meine Zukunft. Der Anfang in dieser Firma war für mich nicht ganz so einfach, da ich ja mittlerweile das selbstständige Arbeiten gewöhnt war, ohne Chef und ohne

Kollegen. Anfangs tat es richtig gut, einer normalen und geregelten Arbeit nachzugehen. Jedoch bemerkte ich mit der Zeit wieder Veränderungen an mir, die mich beunruhigten. Mein Körper fing an wieder Probleme zu machen, und ich redete mir ein, es käme von der ungewohnten Arbeit. Mein Knie und mein Rücken wollten nicht mehr und schmerzten immer öfter. Und auch meine Psyche machte nicht mehr mit. Ich dachte ich wäre wieder stabil genug nach dem Scheitern meiner Selbstständigkeit. Aber das war bei weitem nicht so, meine Ängste waren wieder, oder anders gesagt, immer noch da, und das ziemlich stark. Auch mein Selbstwertgefühl war wieder ziemlich gesunken, wenn etwas falsch in der Arbeit war, gab ich stets mir die Schuld.

Das ging dann wieder soweit, dass ich bei allem, was ich machte, Zweifel hatte, ob ich es auch richtig machte. Dazu kamen zu diesem Zeitpunkt auch noch private Probleme, die diesbezüglich nicht gerade von Vorteil waren. Es kam wieder eines zum anderen und meine Gedanken kreisten immer nur um ein Thema. Ich dachte immer nur, ich kann doch sowieso niemandem etwas recht machen, oder ich dachte ich mache ja sowieso alles falsch. Diese Gedanken wurden dann wieder so schlimm, dass ich erneut nicht mehr richtig arbeiten konnte und nur noch Angst bekam, wenn ich nur daran dachte.

Es kam dann, wie es kommen musste, und wie ich es ja schon einmal erlebt hatte. Ich isolierte mich immer mehr und zog mich von allem zurück. Ich nahm nicht mehr richtig am Leben teil, um ja keinen Fehler zu machen.

Im Grunde wusste ich da bereits, was ich wieder hatte, ich wollte es mir aber nicht eingestehen. Ich war wieder mitten in einer Depression, und meine Ängste wurden wieder immer schlimmer. Ich war wieder einmal in die Vermeidungsfalle getreten.

Als ich meinen ganzen Mut wieder zusammengenommen hatte und zum Arzt gegangen bin, fing alles wieder von vorne an. Ich zweifelte sehr an mir und stellte mir immer wieder die Frage, wieso es immer mich trifft. Trotz allen Grübelns bekam ich keine Antwort, also beschloss ich wieder zu kämpfen. Ich hatte es schon zweimal geschafft, also würde ich es auch noch ein drittes Mal schaffen…

Mit meinem Arzt hatte ich viel über meine Situation geredet, und er meinte, ich sollte mich wieder in der Klinik, die ich ja schon kannte, anmelden.

Auch meine Freundin merkte natürlich, dass mit mir wieder etwas nicht stimmte, und sie versuchte mir zu helfen und mich zu unterstützen wo sie nur konnte. Aber wie es so ist wenn man an psychischen Problemen so wie ich leidet, dann kann einem der Partner nicht wirklich dabei helfen. Er kann nur versuchen für einen da zu sein und einen aufzufangen, wenn es einem nicht gut geht. Das alles hatte meine Freundin natürlich auch gemacht und macht es auch weiterhin, wofür ich ihr sehr dankbar bin, denn ich kenne mich ja und weiß, dass ich mit meinen Problemen nicht unbedingt einfach zu ertragen bin. Ohne sie weiß ich nicht, wo ich gelandet wäre in all der Zeit, oder ob ich vielleicht auch aufgegeben hätte und an meiner Krankheit zugrunde gegangen wäre. Sie gibt mir immer wieder die Kraft aufzustehen und zu kämpfen.

Als ich merkte, dass es immer schlechter wurde, hatte ich mich auf Empfehlung meines Arztes entschlossen, für die Übergangszeit zur bekannten Klinik bei mir am Ort in die Psychiatrie zu gehen.

In dieser Psychiatrie war es ganz anders, als ich es aus meinen zwei anderen Klinikaufenthalten kannte. Es war eine sogenannte Tagesklinik, in der zwar nicht meine Ängste behandelt wurden, aber zumindest meine Depressionen. Wir mussten in dieser Tagesklinik viel basteln und zeichnen. Diese Arbeiten haben wir im Anschluss zusammen mit der Therapeutin besprochen. Obwohl ich immer irgendetwas gemacht habe, meistens mit Vorgabe der Therapeutin, habe ich mir nie so richtig etwas dabei gedacht. Als aber meine Therapeutin die Sachen dann analysierte, sind viele Sachen bei mir aus der Vergangenheit hochgekommen, an denen ich ganz schön zu arbeiten hatte. Zweimal in der Woche hatte ich dort auch Einzelgespräche, die mir in Bezug auf meine Depressionen sehr geholfen haben. Zweimal in der Woche sind wir auch immer zusammen mit der Gruppe in die Stadt gegangen und haben uns meistens in einem Café getroffen. Diese Termine waren wieder sehr schwer für mich, da wir am Schluss immer mit dem Bus zurück fuhren, und ich dort im Bus regelmäßig eine Panikattacke bekam. Sicherlich hätte ich auch sagen können, ich mache da nicht mehr mit, weil ich dort immer Panik bekomme. Aber hätte mir das geholfen? Nein, ich wäre dann wahrscheinlich immer mehr in die Vermeidung gefallen und meine Ängste hätten vermutlich sogar noch zugenommen. Also habe ich alle Termine mitgemacht und die Panik immer ausgehalten, obwohl es immer sehr hart war. Meine Therapeuten dort hatten auch schon ab und zu die Befürchtung, dass sie mich nach diesen Terminen nicht so einfach nach Hause gehen lassen könnten, und einmal wollten sie mich auch voll stationär aufnehmen, weil ich so weit unten war, dass sie etwas Schlimmeres befürchtet hatten. Ich habe aber das dann immer mit meinem Therapeuten besprochen und ich konnte mich danach wieder fangen, so dass sie mich ohne Bedenken heimfahren lassen konnten.

Wie ich des Öfteren schon erwähnt habe, sind reden und sich öffnen das A und O und nur so kann es aufwärts gehen. In der Psychiatrie habe ich auch etwas Neues gelernt, was mir in der Form noch fremd war. Ich habe gelernt, meine Gefühle bezüglich Situationen die mich ärgern, oder mit denen ich nicht klarkomme, gleich zu regeln, sie an den richtigen Stellen anzusprechen, und nicht mit nach Hause zu nehmen.

Ich war so in etwa 5 Wochen in der Psychiatrie, als ich endlich Post von meiner eigentlichen Klinik bekam, welche ich ja schon von früher kannte. Jetzt musste ich noch eine Woche in dieser Psychiatrie bleiben und dann ging es gleich im Anschluss weiter in meine alte Klinik, worauf ich mich auch bisschen freute, denn da wusste ich ja bereits, was auf mich zukam, und dass mir dort besser geholfen werden konnte.

So kam auch sehr schnell die Zeit als es hieß Abschied zu nehmen von der Psychiatrie, die ich mit einem weinenden und einem lachenden Auge verließ.

Der Anfang in der alten Klinik war wie gewohnt ziemlich schwer, aber ich hatte einen kleinen Pluspunkt. Ich kannte die Klinik ja schon und es reiste jemand aus meiner ersten Behandlungszeit mit mir zusammen an, der auch noch an meinem Tisch saß. Was auch gut war, ist dass ich meinen alten Therapeuten wieder hatte, den ich die letzten zwei Male auch gehabt hatte. Die ersten Therapiestunden waren ganz in Ordnung, und mein Therapeut und ich haben uns gleich wieder gut verstanden. Ich bekam am Anfang wieder einmal nur Sport und Bewegung als Therapie, damit ich wieder fit werden würde für die weitere Angst-Bewältigungsgruppe und natürlich auch wieder das SST (Selbstsicherheitstraining). Aber ich kannte ja das ganze Prozedere schon und wusste, was mich erwarten würde.

Ich bin mal gespannt, wie lange ich dieses Mal in der Klinik bleiben muss.

Was mich zurzeit auch noch sehr beschäftigt ist, wie soll es denn im Großen und Ganzen weiter gehen mit mir? Was mache ich nach der Klinik?

Zum jetzigen Zeitpunkt habe ich keine Perspektiven, wie es danach weiter gehen soll.

Ich frage mich ab und zu, ob ich nicht versuchen sollte, die Erwerbsunfähigkeitsrente einzureichen, denn was habe ich noch für Chancen auf dem Arbeitsmarkt in meinem Alter und mit meiner Krankheit…

Aber egal was auch kommt oder wie es weitergeht, ich habe gelernt, dass es immer irgendwie weitergeht - und das ist alles was zählt.

Ich lasse einfach alles auf mich zukommen und dann werde ich sehen, wie es weitergeht.

Ich muss mich wieder an die gelernten Sachen aus den anderen Aufenthalten in der Klinik halten, und darf vor allem nicht so ungeduldig sein. Momentan kann ich sowieso nichts anderes machen, als abzuwarten, wie und was alles kommt. Also konzentriere ich mich lieber wieder voll auf meine Therapie. Im Großen und Ganzen bin ich aber wieder sehr zuversichtlich auf die kommenden Wochen in der Klinik und werde kämpfen und nochmals kämpfen. Denn wie ich schon öfters gesagt habe, ist es ganz wichtig, um sich zu kämpfen und an sich zu glauben, denn nur so geht es auch weiter. Auch wenn man ab und zu denkt, es geht nicht mehr, es geht immer weiter. Man wird erstaunt sein zu was man fähig ist, wenn man nur will.

Jetzt haben Sie einen kleinen Eindruck über mein Leben und meine Krankheit bekommen, und ich denke, vielleicht findet sich der eine oder andere in meinen Zeilen hier wieder mit seinen Problemen...

Ich hoffe, ich habe mit diesem kleinen Buch ein bisschen dazu beitragen können, dass es Ihnen wieder besser geht, und Sie auch wieder an sich glauben können, und den Mut gefunden haben, auch für sich selber zu kämpfen. Denken Sie immer daran, Sie sind nicht alleine mit Ihrer Krankheit. Es gibt mehr Menschen, die an denselben Problemen wie Sie leiden, als Sie denken. Und man ist ja deswegen kein schlechterer Mensch, nur weil man an psychischen Problemen leidet.

Haben Sie den Mut, über Ihre Probleme zu reden, das ist der erste Schritt in eine bessere Zukunft!

Haben Sie Mut, sich Hilfe zu suchen, wenn es Ihnen immer schlechter geht. Nur, wenn Sie sich trauen sich zu öffnen und potentielle Hilfe anzunehmen, kann es wieder aufwärts gehen. Und das wird es sicherlich auch. Bei mir ist es auf jeden Fall immer so gewesen. In der Vergangenheit, wie auch in meiner jetzigen Situation. Ich musste zwar auch immer wieder Hilfe annehmen, aber das ist ja keine Schande, ganz im Gegenteil.
Denn wer sich traut, Hilfe zu suchen und sie auch anzunehmen, der ist stark und kann stolz auf sich sein.

Eines noch zum Schluss: Man sagt immer „wenn du denkst es geht nicht mehr kommt von irgendwo ein

Lichtlein her"… Dieser Spruch hat mir schon sehr oft geholfen, denn es ist wahr, es geht immer irgendwie weiter, nur in welche Richtung, das wissen wir nicht. Wenn man so wie ich, aber auch wie viele andere, an einem Scheidepunkt seines Lebens steht, gibt es nur zwei Wege. Es ist wie an einer Kreuzung, an der es nur nach rechts oder nach links geht. Entweder man geht den rechten Weg, wo das neue Unbekannte ist. Oder man entscheidet sich für den linken Weg, der zu dem Bekannten und Gewohnten führt. Jeder, der sich verändern möchte, muss für sich selber entscheiden, welchen Weg er einschlagen möchte. Ich habe für mich immer den rechten Weg gewählt, dort wo das Unbekannte auf mich wartete, und ich werde auch in Zukunft immer diesen Weg wählen. Denn wie ich es schon öfters geschrieben habe, nur wer sich traut und den Mut aufbringt sich zu verändern und dazuzulernen, der wird auch vorwärts kommen. Wer immer nur das Gewohnte macht und auf der Stelle stehen bleibt, wird sich nicht weiterentwickeln. Darum vertrauen auch Sie auf Ihre innere Stärke und lassen Sie es zu, sich zu verändern, und kämpfen Sie um sich. Sie werden dann auch mit der Zeit so wie ich mit Kraft, Ausdauer und Glück belohnt werden. Wie schon erwähnt weiß auch ich nicht, wo mich der Weg hinführen wird, aber das ist auch egal, denn nur der Weg ist das Ziel.

Ihr

Jens Winnefeld

Ich wünsche Ihnen noch ganz viel Kraft für Ihr zukünftiges Leben. Sie schaffen alles was sie sich wünschen. Sie müssen nur immer an sich glauben, und dürfen diesen Glauben nie verlieren.

Glücklichsein ist nicht der Zweck unseres Lebens, sondern das Ergebnis unserer Lebensweise. Das Glück ist wie unser Schatten, es läuft davon, wenn wir ihm nachjagen, doch wenn wir auf das Licht und die Wahrheit zugehen, folgt es uns.

-- Dario Lostado --

Herstellung und Verlag:
Books on Demand GmbH, Norderstedt
ISBN 9783842374843